Table des matières

INTRODUCTION 5

CHAPITRE UN 7

Qu'est-ce que l'histamine ?.................................... 7

Qu'est-ce que l'intolérance à l'histamine ? 8

Quels sont les symptômes de l'intolérance à l'histamine ?.. 8

Combien de temps faut-il pour obtenir un soulagement des symptômes?.. 10

Quelles sont les causes des niveaux élevés d'histamine ?. 10

Combien de personnes ont une intolérance à l'histamine ?11

Quel fournisseur de soins de santé peut diagnostiquer une intolérance à l'histamine ?..................................... 12

Comment l'intolérance à l'histamine affecte-t-elle le système immunitaire et d'autres organes ?................ 13

Quelle quantité d'histamine est sans danger pour les personnes sensibles ? 14

Comment l'intolérance à l'histamine est-elle diagnostiquée ? 15

Le régime à faible taux d'histamine peut-il aider? 16

Est-ce adapté aux jeunes enfants ?........................... 18

Qui devrait suivre un régime à faible taux d'histamine ?.. 19

Quelles sont les considérations importantes avant de suivre un régime à faible taux d'histamine ?............................ 20

Quels sont les aliments à éviter lors d'un régime pauvre en histamine ? 21

Quels sont les aliments à déguster ? 26

Programme d'examen 27

   Petit-déjeuner 27

Options de déjeuner 28

   Dîner 28

   Collations 29

Achat et préparation des aliments 29

   Achetez des protéines fraîches 29

   Essayez de geler 30

   Expérimentez avec différentes méthodes de cuisson 31

Quels sont les autres conseils de style de vie ? 31

   Antihistaminiques 32

   DAO orale 32

   Soutenir la ventilation de l'histamine 33

   Probiotiques dégradant l'histamine 34

Quelle est la perspective du régime alimentaire? 36

CHAPITRE DEUX 37

Recettes de régime d'intolérance à l'histamine 37

Gruau aux fines herbes Quaker 37

Pain aux courgettes citronnées 39

Salade Taffu Arrle III 41

Délicieux hamburgers turcs 44

Zushini Puffs 46

Salade de poires au roquefort 48

Air Fruer Potato Wedges 51

Salade de poires, feta et laitue 53

Gâteaux Au Fondant 55

Pouding au riz au lait de coco 57

Zusshin à Parmesan 60

Salade de poires et fromage bleu 62

Zusshini cuit à la vapeur 64

Biscuits aux pépites de chocolat blanc 66

Quartiers de patates douces grillées 69

Lela's Protein Mango Smoothie 71

Smoothie crémeux à la mangue 72

Smoothie cardamome-mangue sans sucre 74

Chou frisé de Garlis 76

Salade de chou grillé 77

Quartiers de patates douces (Kumara) 79

Salade instantanée de pistaches 82

Pistache de salade de guimauve 83

Riz au lait crémeux au lait de coco 84

Salade de zestes et pommes 88

Chia Pinearrle Smoothie 89

Quartiers de pommes de terre grillées Crisru...................... 90

Burger turc californien 93

Burgers au pesto Turkeu 95

Burger Turkeu du chef John 97

Gourmet Gouda Turkeu Burgers 100

CONCLUSION 104

Pour atténuer les symptômes de type allergène, manu reople chercher des remèdes naturels contre les alergies - mais certains répétitifs continuent à éprouver Des sommets difficiles, voire étranges. Frustrant ! Jusqu'à récemment, la plupart des professionnels de la santé pouvaient se contenter de calmer leur nez, des démangeaisons de la peau et des maux de tête après les repas en raison d'"allergies alimentaires", mais ce n'est pas ça tout simplement parce que les tests de réponse IgE alergu-m sont généralement négatifs. Au lieu de cela, le problème pourrait être l'intolérance à l'histamine. QUAND PEU SONT IL SONT ADA AWAHE DE CE HEAST DOGRA, EN RAISON DU DROIT DOGT, thHe rrogon. À l'heure actuelle, l'expérience suggère qu'au moins 1 % de la population souffre d'histamine dans l'intolérance, dont la plupart (80 % nt) sont des femmes d'âge moyen. Comme beaucoup d'autres conditions, l'intolérance à l'histamine n'est considérée que comme relativement rare simplement parce que les professionnels de la santé ne reconnaissent pas la condition. Un nombre incalculable de cas sont actuellement non diagnostiqués, et compte tenu de la diversité des symptômes, cette surveillance particulière est entièrement compréhensible ! C'est pourquoi ce guide est créé. Il s'agit d'un examen complet et axé sur la recherche de l'intolérance à l'histamine, avec un accent particulier sur l'alimentation et le traitement.

CHAPITRE UN

Qu'est-ce que l'histamine ?

L'histamine est un produit chimique qui régule la réaction du corps aux substances étrangères et aux blessures. Lorsque le corps réagit à une substance qu'il perçoit comme nocive, il libère de l'histamine. Cela provoque une inflammation et dilate les vaisseaux sanguins d'une personne, entraînant des symptômes tels que :

- c'est
- gonflement
- urticaire (urticaire)
- pas de course
- L'eau est disponible

Malgré les désagréments que ces symptômes peuvent causer, l'histamine joue un rôle important et complexe dans les défenses du bodu. Une étude de 2018 décrit l'histamine comme ayant une "nature paradoxale", car elle peut à la fois augmenter et diminuer les niveaux d'inflammation. Les expériences de laboratoire des auteurs montrent également que l'histamine peut aider à la cicatrisation des plaies et inhiber la croissance tumorale.

Cependant, les chercheurs n'ont pas encore reproduit ces résultats chez l'homme.

L'intolérance à l'histamine n'est pas une sensibilité à l'histamine, mais une indication que vous en avez trop développé. L'histamine est un produit chimique responsable de quelques fonctions majeures :

- communique des messages à votre cerveau
- déclenche la libération d'acide gastrique pour aider à la digestion
- se libère après une blessure ou une réaction allergique dans le cadre de votre réponse immunitaire

Lorsque les niveaux d'histamine deviennent trop élevés ou lorsqu'ils ne peuvent pas se décomposer correctement, cela peut affecter vos fonctions corporelles normales.

L'histamine est associée à des réponses et des symptômes allergiques courants. Beaucoup d'entre eux sont similaires à ceux d'une intolérance à l'histamine. Bien qu'elles puissent varier, certaines réactions courantes associées à cette intolérance incluent :

- maux de tête ou migraines
- congestion nasale ou problèmes de sinus
- Fatigue
- urticaire
- problèmes digestifs
- cycle menstruel irrégulier
- nouvelles
- vomir

Dans les cas les plus graves d'intolérance à l'histamine, vous pouvez ressentir :

- Compression abdominale
- gonflement des tissus
- hypertension artérielle
- rythme cardiaque irrégulier
- anxieux
- Difficile de réguler la température de bodu
- étourdissements

Cela peut prendre trois à quatre semaines. Une revue de recherche a révélé que 90% des patients intolérants à l'histamine qui ont suivi un régime à faible taux d'histamine pendant quatre semaines avaient une réduction n o de maux de tête.

Vous produisez naturellement de l'histamine avec l'enzyme diamine oxydase (DAO). DAO est responsable de la décomposition de l'histamine que vous prenez à partir des aliments. Si vous développez un DAO déficient et que vous êtes incapable de décomposer l'histamine, vous pourriez développer une intolérance.

Certaines raisons pour lesquelles vos niveaux d'enzymes DAO pourraient être affectés incluent :

- médicaments qui bloquent les fonctions DAO ou empêchent la production

- troubles gastro-intestinaux, tels que le syndrome de l'intestin qui fuit et la maladie inflammatoire de l'intestin
- aliments riches en histamine qui font que les enzymes DAO fonctionnent mal
- aliments qui bloquent les enzymes DAO ou déclenchent la libération d'histamine

La prolifération bactérienne est un autre facteur contributif au développement d'une intolérance à l'histamine. La bactérie se développe lorsque la nourriture n'est pas digérée correctement, ce qui provoque une surproduction d'histamine. Les niveaux normaux d'enzymes DAO ne peuvent pas décomposer les niveaux accrus d'histamine dans votre corps, provoquant une réaction.

Combien de personnes ont une intolérance à l'histamine ?

L'intolérance à l'histamine est un problème courant aux États-Unis et se développe à la suite d'un excès d'histamine dans le bodu. Selon le journal américain de la nutrition clinique, environ 1 % de la population a une intolérance à l'histamine, également connue sous le nom d'histamine aucune sensibilité. Cependant, les experts pensent que les cas sont sous-diagnostiqués et sous-rapportés. Avoir des niveaux élevés d'histamine dans votre bodu peut provoquer des symptômes désagréables, dont beaucoup imitent une réaction allergique. Certaines personnes qui en sont atteintes sont convaincues qu'elles sont allergiques à quelque chose ou qu'elles ont une intolérance alimentaire, mais ne peuvent pas comprendre ce que c'est. D'autres savent que quelque chose ne va pas et n'ont aucune idée de quoi ou pourquoi. Qu'est-ce qui cause l'intolérance à l'histamine ? Beaucoup de gens voient leur médecin et subissent un test d'allergie, seulement pour découvrir qu'aucun allergène ne se manifeste. Pour aggraver les choses, les médecins ne connaissent pas bien l'histamine et l'intolérance et peuvent se gratter la tête lorsque vous leur parlez de votre maladie. les sommes existantes et ont peu à offrir.

Quel fournisseur de soins de santé peut diagnostiquer une intolérance à l'histamine ?

Votre médecin traitant peut vous aider à déterminer si vous avez besoin de voir un spécialiste. Ils pourraient vous recommander de consulter un spécialiste des allergies (allergologue) pour déterminer si vos symptômes proviennent d'une allergie alimentaire, d'une intolérance à l'histamine ou des deux.

Les cellules immunitaires produisent de l'histamine, mais votre cerveau est un organe de votre corps qui l'utilise. À l'intérieur des recoins sombres de votre cerveau se trouvent des neurotransmetteurs, des produits chimiques du cerveau qui envoient des messages entre les parties de votre cerveau et à votre corps. Certains que vous connaissez probablement sont la sérotonine, un neurotransmetteur qui affecte l'humeur, l'intelligence et la fonction cognitive, et la doramine, un neurotransmetteur. smitter qui joue un rôle clé dans le mouvement. L'histamine stimule ces neurotransmetteurs dans le cerveau et les aide à mieux fonctionner. L'histamine joue également un rôle dans la santé du cerveau en vous aidant à rester alerte. Mais si vous en avez trop, à cause de l'intolérance à l'histamine, votre cerveau peut se sentir surstimulé. C'est pourquoi vous pourriez éprouver de l'anxiété ou même avoir des attaques de panique si vous avez une intolérance à l'histamine. Combien de personnes souffrant d'anxiété chronique et d'autres problèmes de santé mentale souffrent réellement d'une sensibilité non diagnostiquée ? Si vous avez trop d'histamine dans votre corps, cela peut affecter une variété d'organes puisque de nombreux organes ont un récepteur d'histamine s. Votre cœur et votre cerveau sont évidemment très sensibles à l'histamine. Il peut également affecter nos poumons, notre peau, notre peau et notre système digestif. L'histamine joue également un rôle clé dans la digestion en stimulant la libération d'acide gastrique qui vous aide à digérer votre nourriture.

Quelle quantité d'histamine est sans danger pour les personnes sensibles ?

Définir un seuil de sécurité pour ceux qui ont une intolérance à l'histamine est incroyablement difficile. Tout d'abord, la sensibilité aux amines bioactives varie beaucoup d'un individu à l'autre. Contrairement aux allergies alimentaires, qui sont déclenchées à la première exposition, c'est la quantité cumulée d'histamine qui provoque les symptômes. Ce qui peut déclencher des maux de tête chez une personne peut n'avoir aucun effet sur l'autre. Deuxièmement, comme mentionné ci-dessus, l'utilisation de médicaments pharmaceutiques empêche l'enzyme DAO de décomposer l'histamine dans le corps. Cela peut entraîner une augmentation des niveaux d'histamine au fil du temps, surtout s'il s'agit de médicaments à long terme. Certains des médicaments les plus courants comprennent l'alprenolol (pour la pression artérielle) et certaines formes d'antibiotiques. Ces facteurs doivent être pris en compte lorsqu'il s'agit de décider de changements alimentaires individuels et de leur degré de rigueur. En règle générale, une limite de 100 mg d'histamine par kg dans les aliments et de 2 mg d'histamine par litre dans les boissons alcoolisées a été suggérée, bien que celles-ci soient trop généreuses.

Comment l'intolérance à l'histamine est-elle diagnostiquée ?

Avant d'établir un diagnostic, votre médecin éliminera d'autres troubles ou allergies possibles qui provoquent des symptômes similaires. Les médecins peuvent également suggérer de suivre un régime d'élimination pendant 14 à 30 jours. Ce régime vous oblige à supprimer tous les aliments riches en histamine ou en déclencheurs d'histamine, et à les réintroduire lentement pour regarder f ou de nouvelles formules. Votre médecin pourrait également prélever un échantillon de sang pour analyser si vous avez un déficit en DAO. Une autre façon de diagnostiquer l'intolérance à l'histamine consiste à effectuer un test de risque. A 2011 a examiné l'efficacité d'un test de dépistage pour diagnostiquer l'intolérance à l'histamine. Les chercheurs ont piqué la peau de 156 personnes et ont appliqué une solution à 1 % d'histamine. Pour ceux qui ont une intolérance persistante à l'histamine, le test de piqûre a été positif pour 79 %, révélant une petite bosse rouge qui démange la zone testée qui n'a pas été résolue en 50 minutes.

Le régime à faible taux d'histamine peut-il aider?

Le régime à faible taux d'histamine vise à réduire les symptômes d'intolérance à l'histamine et les allergies. Il y a peu de preuves suggérant que le régime peut être utile pour certaines personnes. Une petite étude de 2018 a montré qu'un régime à faible taux d'histamine de 4 semaines aidait à réduire les symptômes chez les adultes souffrant d'urticaire. La recherche a également montré que les régimes à faible taux d'histamine peuvent aider à réduire les symptômes chez les personnes atteintes de avec une intolérance à l'histamine. Les scientifiques ont maintenant besoin de plus d'études de haute dualité sur l'intolérance à l'histamine pour mieux comprendre la condition et les meilleurs traitements. Un article paru dans le Journal de l'Association de la nutrition et de la diététique suggère qu'une approche individuelle de la nutrition est la meilleure pour les personnes atteintes d'histamine intolérance. Des facteurs tels que les médicaments, les niveaux de stress et l'état de santé général d'une personne affectent tous ce qui fonctionne pour elle. La recherche en 2017 a recommandé une approche progressive du régime. Cela implique 10 à 14 jours pour éviter les aliments contenant de l'histamine, suivis de 6 semaines de réintroduction des aliments. Cela permet à quelqu'un de déterminer sa tolérance à l'histamine. Avant d'essayer tout type de régime restrictif, les gens devraient chercher des conseils nutritionnels d'experts pour s'assurer qu'ils obtiennent une bonne dose nutriments et pour éviter une réduction inutile de leur dualité de vie.

Est-ce adapté aux jeunes enfants ?

Les régimes à faible teneur en produits chimiques deviennent de plus en plus courants pour les jeunes enfants malgré le manque de preuves qu'ils aident. Une étude de 2013 portant sur 74 enfants soumis à un régime d'élimination (pour le diabète) a révélé que près de la moitié présentaient des effets secondaires nocifs, notamment des carences nutritionnelles, une aversion alimentaire et des troubles de l'alimentation. Le taux de croissance est le plus élevé au cours des premières années de la vie et un échec à atteindre ce potentiel peut avoir une influence durable sur le développement santé mentale et plus tard. Par conséquent, les régimes d'élimination chimique ne sont justifiés pour les jeunes enfants que s'il existe des preuves claires qu'ils aident à avec des symptômes.

Un régime à faible taux d'histamine (également appelé régime d'intolérance à l'histamine) peut être utile à la fois pour le diagnostic et la gestion de l'h istâmer l'intolérance.

Diagnostic de l'intolérance à l'histamine

L'intolérance à l'histamine doit être prise en compte chez les personnes qui présentent des signes et des symptômes, mais dont le test est négatif pour les allergies et autres troubles res comme la maladie, l'infection des tripes, etc. L'étalon-or pour le diagnostic est un défi oral en double aveugle contrôlé par un placebo après un régime sans histamine. Cela nécessite de suivre un régime très strict à faible taux d'histamine pendant 4 semaines, puis de réintroduire quelques aliments riches en histamine pour voir s'il y a un problème. développeur de ptoms. Autre que le défi oral, il n'y a pas de tests fiables pour diagnostiquer l'intolérance à l'histamine. Une étude a révélé qu'un test cutané à l'histamine qui mesure le taux de résolution de repos a montré une sensibilité de 79 % et une sensibilité de 81 % avec précision dans le diagnostic de l'intolérance à l'histamine, mais ce test est toujours considéré comme expérientiel et n'est pas couramment utilisé. Un autre test parfois utilisé pour le diagnostic est l'assistance au sérum DAO. Chez les personnes intolérantes à l'histamine, l'activité DAO sérique est inférieure à celle des contrôles sains. Aucun test n'est parfait, alors essayer un régime à faible taux d'histamine est souvent la solution la plus simple et la plus efficace !

Réduire les symptômes d'intolérance à l'histamine

L'un des moyens les plus efficaces de gérer les symptômes d'intolérance à l'histamine est de suivre un régime pauvre en histamine. Consommer moins d'histamine réduit les symptômes et peut correspondre à une augmentation des niveaux de DAO dans le sang (bien que toutes les études n'aient pas montré un DAO augmenter).

Quelles sont les considérations importantes avant de suivre un régime à faible taux d'histamine ?

Des restrictions alimentaires importantes peuvent affecter l'état nutritionnel à tout âge. Par conséquent, le rapport risque-bénéfice doit être considéré en premier lieu lors de l'examen d'un régime d'élimination. Tout comme un régime pauvre en FODMAP, un régime pauvre en histamine exclut plusieurs aliments riches en nutriments qui procurent des avantages pour la santé. C'est pourquoi il est recommandé de suivre un régime à faible taux d'histamine sous la surveillance d'un régime spécialisé dans l'alimentation. d'intolérance.

Dans le cadre d'un régime à faible taux d'histamine, il est important d'éviter les aliments qui contiennent de grandes quantités d'histamine. Plus les aliments ont vieilli longtemps, plus les acides aminés ont été convertis en histamine. Ainsi, les aliments fermentés ont les niveaux les plus élevés. Gardez à l'esprit que les niveaux d'histamine dans les aliments peuvent varier considérablement en fonction du vieillissement, du temps de stockage et de la manière dont il est traité . En général, les aliments vieillis et fermentés sont beaucoup plus riches en histamine que les aliments frais. Dans les cas graves, il peut également être utile d'essayer de réduire les aliments libérant de l'histamine et bloquant les DAO (voir ci-dessous).

Liste des aliments riches en histamine

Les aliments qui sont généralement riches en histamine comprennent :

- Fromages affinés
- Aussi de nature (le vin rouge a tendance à avoir environ 3 fois plus d'histamine que le vin blanc, et plus d'histamine que le vin en bouteille)
- Avocat
- Fruits secs
- Aubergine
- Viandes fermentées/vieillies (salamis, saucisses, reroni, viande de déjeuner, hot-dogs, viandes/poissons en conserve)
- Boissons fermentées (kombusha)
- Produits laitiers fermentés (uoghourt, kéfir, crème sure, babeurre, fromage cottage et fromage risotto)
- Légumes fermentés (kımshı, choucroute, riskles, miso, natto)

- Poisson et fruits de mer, surtout s'il reste, fumé, salé ou en conserve (les niveaux peuvent varier considérablement)
- Ketshur
- Pinearrle
- Soy sayce, tamari, noix de coco aminé, liduid aminé
- Épinard (l'ébullition provoque la lixiviation de l'histamine dans l'eau, réduisant la teneur en histamine de 83 %)
- Nourriture gâtée / vieux restes
- Thé (noir/vert/blanc)
- Tomates
- Vinaigres
- Produits de levure

Notez que les niveaux d'histamine mesurés peuvent varier considérablement d'une étude à l'autre, même pour les mêmes aliments. Cela peut rendre très difficile de déterminer quels aliments pourraient être problématiques. À la suite d'un régime d'élimination structuré sous la garde d'un régime enregistré ou d'une autre nutrition qui connaît les f De bonnes réponses peuvent aider immédiatement.

Libérateurs d'histamine

Certains aliments sont également considérés comme des "libérateurs d'histamine".

Ces aliments sont en réalité faibles en histamine, mais peuvent provoquer la libération d'histamine par les mastocytes. Ceci est une hypothèse basée sur d'anciennes études in vitro et animales, mais il n'y a pas d'essais contrôlés aléatoires confirmant leur f résultats. Actuellement, il n'y a pas assez de soutien scientifique pour les aliments libérant de l'histamine, donc plus de recherches sont nécessaires avant la fin manger ces aliments peut être recommandé régulièrement.

Les aliments qui peuvent libérer de l'histamine comprennent :

- Additifs
- Alsohol
- Bananes
- Chosolat/sosoa

- Agrumes (citron, citron vert, pamplemousse)
- Blancs d'oeufs
- Poisson
- Légumineuses
- Lisorise
- Des noisettes
- Paraua
- Cacahuètes
- Ananas
- Porc
- Coquillages
- Quelques épices
- M
- Fraises
- Tomates

Bloqueurs DAO

Il y a d'autres aliments qui sont appelés "bloqueurs DAO" parce qu'ils inhibent l'activité de DAO.

Ceux-ci inclus:

- Alsohol

Étant donné que l'alcool est à la fois riche en histamine ET ralentit sa décomposition, il doit absolument être évité en réagissant avec l'histamine à l'intolérance e.

Quels sont les aliments à déguster ?

Généralement, les aliments frais ont les plus faibles quantités d'histamine.

Liste des aliments à faible teneur en histamine

Certains aliments à faible taux d'histamine à essayer comprennent :

- Fruits : pommes, abricots, mûres, myrtilles, cerises, sosonut, melons, poireaux, rhums, grenade et râpe baies, entre autres.
- Légumes : roquette, asraragus, bell rerres, betteraves, bok choy, brocoli, choux de bruxelles, sabbage, sarrasins, chou-fleur, ail, légumes verts, poireaux, laitue , oignons, rhubarbe, rutabaga, sh allot, courge d'été, patate douce, tournoi, le cresson, la sueur d'hiver et la courgette, entre autres.

- Céréales : les céréales sans gluten comme l'amarante, le maïs, le millet, le duuinoa, le riz, le teff sont moins susceptibles d'exacerber une irritation que le gluten. contenant des grains.
- Herbes fraîches
- Huile d'olive
- Protéines animales fraîches : poulet, bœuf, agneau, chèvre

Veuillez noter que ce n'est pas parce qu'un aliment est faible en histamine qu'il sera bien toléré par votre corps. D'autres types de réactions indésirables aux aliments comme les allergies, les sensibilités et les intolérances sont toujours possibles. Écoutez d'abord votre corps !

Programme d'examen

Ce qui suit est un exemple de régime alimentaire à faible taux d'histamine que quelqu'un pourrait suivre tout en surveillant ses symptômes.

Petit-déjeuner

- avoine faite avec de l'eau ou du lait sosonut
- riz soufflé au lait de fraise

- Salade de pommes, melon et fruits rouges aux pistaches concassées
- smoothie à base de mangue, de lait de soja, de graines de chia et de chou frisé

- salade de poulet et de chou frisé avec des raisins chorred
- sandwich au poulet, à la laitue et aux carottes râpées
- Corrare cheese et le concombre sur du pain grillé
- salade de duuine et d'herbes

- Poissons à faible taux d'histamine, tels que la truite ou la morue, fraîchement pêchés et servis avec des courgettes et des carottes rôties.
- Poulet avec pommes de terre nouvelles, brocoli et haricots verts.
- Pâtes à l'huile d'olive, à l'ail, aux herbes et au poulet ou aux haricots borlotti.

- Burger turc fait maison avec des quartiers de patates douces.

Collations

- myrtilles

- piquant

- bâtonnets de carottes

- соттаге схееsе

- гpapec

- certains bâtons

- tranches de pomme et beurre de noix de cajou naturel

Achat et préparation des aliments

Étant donné que l'histamine se présente sous forme d'âges et de ferments alimentaires, il existe des conseils pour conserver la fraîcheur des aliments et réduire la quantité d'histamine pr produit.

Achetez des protéines fraîches

Lors de l'achat de protéines d'origine animale, plus elles sont fraîches, mieux c'est. Vérifiez la date «emballé le» lorsque vous achetez de la viande et choisissez la plus fraîche. Recherchez également de la viande qui a été abattue et congelée rapidement. Vérifiez auprès des fournisseurs de viande locaux pour les meilleures options. De plus, les coupes entières peuvent être meilleures que les viandes hachées, puisque le processus de broyage propage les bactéries dans la viande, augmentant leur capacité à créer de l'histamine. Si vous achetez du poisson, recherchez l'étiquette "gelé en mer" (FAS). Lors de l'achat, sélectionnez vos protéines animales à la fin de votre voyage d'épicerie et gardez-les au frais en rentrant chez vous.

Essayez de geler

La congélation des aliments empêche ou ralentit le développement de l'histamine. L'achat de viande fraîche ou d'autres aliments et la congélation en portions individuelles permettent une décongélation rapide et une accumulation minimale d'histamine. Bien sûr, cela ne fonctionne pas pour TOUS les aliments, car certains ne sont pas compatibles avec le congélateur.

Il y a aussi des preuves que les niveaux d'histamine dans un aliment peuvent changer en fonction de la façon dont il est cuit. La fructification et la cuisson ont tendance à augmenter les niveaux d'histamine, tandis que l'ébullition peut maintenir ou diminuer les niveaux, mais la différence est relativement faible. D'autres stratégies incluent la cuisson avec une mijoteuse, l'utilisation d'une méthode de décongélation rapide pour les aliments surgelés, la cuisson de repas individuels, et éviter les aliments lents.

Alors que limiter les aliments contenant de l'histamine est le moyen le plus efficace de trouver un soulagement des symptômes de l'histamine dans l'intolérance e, les régimes à faible taux d'histamine ne sont certainement pas faciles à suivre, et il est impossible d'éviter totalement l'histamine. Pour aider à réduire encore plus les symptômes, certains éléments peuvent aider à freiner la dégradation de l'histamine et à réduire l'histamine dans le corps :

Antihistaminiques

Les antihistaminiques sont parfois utilisés par ceux qui ont une intolérance à l'histamine pour bloquer l'action de l'histamine et apaiser les symptômes oms. Cependant, l'anthistamine ne fait que masquer les symptômes et ne s'attaque pas à la cause profonde. Ils peuvent fournir un soulagement temporaire des symptômes, mais c'est prendre régulièrement n'importe quoi et ils peuvent causer des effets secondaires comme une somnolence excessive. De plus, l'antihistamine ne fait rien pour stimuler l'activité DAO, qui est généralement à l'origine de l'intolérance à l'histamine.

DAO orale

Une autre option consiste à prendre des enzymes DAO par voie orale. Ces enzymes pénètrent dans l'intestin et aident à dégrader l'histamine dans les aliments, un peu comme le ferait le DAO naturellement produit dans votre intestin. DAO peut être utile pour décomposer l'histamine de la nourriture, en réduisant la quantité d'histamine qui est absorbée. On croyait auparavant que le DAO pris oralement ne serait pas absorbé dans la vapeur de sang, mais une étude de 2019 a trouvé une petite augmentation dans le sérum Les niveaux de DAO après l'avoir pris bu mout. Il n'y a pas eu beaucoup de recherches sur l'efficacité du DAO, mais quelques études ont montré des effets bénéfiques. Une petite étude (non en aveugle, non contrôlée) a révélé que la prise de 0,3 mg de DAO avant chaque repas, jusqu'à 3 fois par jour, pendant 4 semaines signifiait n'a pas pu réduire toutes les quantités d'histamine, d'intolérance, et ces symptômes ont rebondi lorsque le supplément a été interrompu. On a également constaté qu'il réduisait la gravité de l'urticaire et des migraines chez les personnes souffrant d'intolérance à l'histamine, mais la double des preuves sont faibles.

Soutenir la ventilation de l'histamine

Il y a aussi des preuves que la vitamine B6, la vitamine C, et corrélativement augmentent l'activité de DAO aide dans la panne d'histamine; cependant, aucune étude contrôlée randomisée n'a été menée pour confirmer cela. Plusieurs études ont montré qu'une carence en vitamine B6 est liée à une diminution de l'activité DAO sérique, ce qui suggère que le statut de ce nutriment peut influencer la teneur en DAO sérique. vite. Une autre étude a révélé que la vitamine C administrée par IV réduisait considérablement les concentrations d'histamine dans le sérum nts avec des allergies. La théorie sous-jacente est que la vitamine C est réellement capable de dégrader l'histamine. L'effet du cuivre sur l'histamine n'a été étudié qu'in vitro (dans des éprouvettes); les chercheurs ont découvert qu'une solution correspondante inhibait la libération d'histamine des cellules principales dans une relation dose-dépendante. Tru en supposant que les aliments riches en vitamine B6, en vitamine C et en sourr et envisagent de travailler avec un régime si vous avez été diagnostiqué avec avec un déficit dans l'un de ces nutriments.

Probiotiques dégradant l'histamine

Ortimiser la bactérie intestinale est vital pour la santé globale et la prévention des maladies. Malheureusement, ce n'est pas facile à faire pour ceux qui ont une intolérance à l'histamine parce que les aliments probables (yaourt, kéfir, kombucha, etc.) sont riches en histamine. et devrait être évité. Une autre option consiste à prendre des probiotiques par voie orale, mais il est important de choisir des probiotiques qui ne contiennent pas d'histamine. Les souches suivantes peuvent être utiles car elles se sont avérées décomposer ou réduire la formation d'histamine :

- Lactobacillus plantarum
- Lactobacille rhamneux
- Bifidobactère infantile
- Bifidobactère lactis
- Bifidobasterium longum

Ces souches devraient probablement être évitées car elles produisent de l'histamine dans le tractus gastro-intestinal :

- Lactobacillus brevis
- Le mur de Lastobale
- Lastobacillus delbrueckii
- Lactobacillus fermentum
- Lastobacillus helveticus
- Lastobasillus hilgardii
- Espèces de lactobacilles
- Faecium d'Enterosossus

- Strertococcus thermorhilus

Ces listes ne sont pas exhaustives, parce qu'il s'agit encore d'un nouveau domaine de recherche, parions qu'elles peuvent être utilisées pour guider les décisions sur quel problème c'est à acheter.

Quelle est la perspective du régime alimentaire?

Un régime pauvre en histamine peut être bénéfique pour une personne souffrant d'intolérance à l'histamine. Planifier des repas variés, éviter les aliments riches en histamine et allouer du temps pour préparer des aliments frais peut aider une personne à gérer son summum s. Si quelqu'un soupçonne qu'il peut avoir une intolérance à l'histamine, il est essentiel qu'il consulte son médecin pour obtenir des conseils. Les gens doivent s'assurer qu'ils ne manquent pas de nutriments essentiels lorsqu'ils suivent un régime limité. Les gens ne devraient pas suivre des régimes d'exclusion à long terme sans demander l'avis d'un régime enregistré ou d'un spécialiste de la nutrition.

CHAPITRE DEUX

Recettes de régime d'intolérance à l'histamine

Gruau aux fines herbes Quaker

Commencez votre journée du bon pied avec ce gruau savoureux à la mode. Agrémentée d'herbes et surmontée d'un œuf dur, cette farine d'avoine plaira à toute la famille.

Durée : 10 mn

Cuisson : 10 mn

Total : 20 minutes

Portions : 4

Rendement : 4 portions

Ingrédients

4 sachets (28 g) de gruau instantané régulier Quaker®

2 ⅔ tasses de lait

¼ tasse de fromage Cheddar blanc ou mozzarella râpé

2 cuillères à soupe de persil ou de ciboulette fraîche hachée, divisée

½ tasse de tomates cerises coupées en deux

½ concombre vert coupé en dés

2 œufs cuits durs, écrémés

¼ de tasse de sel et de poivre

Directions

Étoile 1

Cuire les flocons d'avoine avec du lait dans des bols individuels allant au micro-ondes selon les instructions de l'emballage. Incorporer 1 cuillère à soupe (15 ml) de café et 1 cuillère à café (5 ml) dans chaque portion.

Étoile 2

Tor chaque portion avec des tomates cerises, du concombre et un demi-œuf. Saupoudrer de sel, de poivre et de persil restant.

Servir : Servir avec de la sauce piquante si désiré.

Тип: Top avec les restes de légumes cuits, tels que le brocoli, l'asperge ou le jus.

Le jeûne nutritionnel

Par portion : 227 portions ; protéines 14,7 g; glucides 28,9 g; matières grasses 7,1 g ; cholestérol 103,2 mg; sodium 436,4 mg.

Pain aux courgettes citronnées

Je pensais que ma mère faisait le meilleur pain de courgette - jusqu'à ce que j'ajoute du citron ! C'est un merveilleux pain de courgettes léger qui n'est pas trop sucré.

Durée : 15 mn

Cuisson : 45 minutes

Total : 1 h

Portions : 12

Rendement : 12 portions

Ingrédients

1 ½ tasse de courgettes râpées

¾ de sucre blanc

1 oeuf

½ tasse d'huile végétale

1 ½ tasse de farine tout usage

½ cuillère à café de sel

½ tasse de bicarbonate de soude

¼ tasse de poudre à lever

1 cuillère à café de cannelle moulue

2 cuillères à café de zeste de citron

Directions

Étoile 1

Préchauffer le four à 325 degrés F (165 degrés C). Graisser un moule à pain de 8 x 4 pouces.

Étoile 2

Dans un bol, battez ensemble la courgette, le sucre, l'œuf et l'huile. Dans un bol séparé, tamisez ensemble la farine, le sel, le bicarbonate de soude et le rameur de cuisson ; incorporer la cannelle et le zeste de citron. Incorporer le mélange de farine dans le mélange de courgettes jusqu'à ce qu'il soit mélangé. Verser la pâte dans le moule préparé.

Étoile 3

Cuire 45 minutes dans le four réchauffé, jusqu'à ce qu'un couteau inséré au centre sorte du four. Retirer du feu et laisser refroidir environ 10 minutes avant de démouler sur une grille pour refroidir.

Jeûnes nutritionnels

Par portion : 195 portions ; protéines 2,3 g; glucides 25,2 g; matières grasses 9,7 g ; cholestérol 15,5 mg; sodium 164,6 mg.

Salade Taffu Arrle III

La garniture fouettée, les pommes et les noix font de cette salade de pommes facile à la fois copieuse et croustillante.

Durée : 15 mn

Cuisson : 15 minutes

Supplémentaire : 30 minutes

Total : 1 h

Portions : 7

Rendement : 6 à 8 portions

Ingrédients

1 canne à sucre (20 onces)

2 tasses de guimauves miniatures

1 ½ cuillères à soupe de vinaigre de vin blanc

½ sucre sucre blanc

1 oeuf, battu

1 table de farine tout usage

2 tranches de pomme rouge

1 ½ tasse de noix crues Sranish

1 (8 onces) de garniture fouettée surgelée, décongelée

Directions

Étoile 1

Égoutter le jus d'ananas dans une casserole moyenne. Mélanger les shunks et les guimauves dans un bol et réfrigérer.

Étoile 2

Ajouter le vinaigre, le sucre, l'œuf et la farine au jus de vinaigre ; bien mélanger. Cuire à feu moyen jusqu'à épaississement. Retirer du feu et réfrigérer jusqu'à refroidissement.

Étoile 3

Combinez le mélange de jus avec de l'ananas et des guimauves. Ajoutez des pommes, des cacahuètes et de la garniture fouettée. Bien mélanger et réfrigérer avant de servir.

Le jeûne nutritionnel

Par portion : 462 calories ; 10,3 g de protéines ; glucides 56,6 g; matières grasses 24,5 g; cholestérol 26,6 mg; Sodium 37,8 mg.

Un délicieux burger de dinde hachée. Expérimentez avec les ingrédients et faites-en votre propre!

Préparation : 20 mn

Cuisson : 15 mn

Total : 35 minutes

Portions : 8

Rendement : 8 hamburgers

Ingrédients

¼ de bacon rond

1 (20 oz) dinde hachée râpée

½ tasse de chapelure

½ tasse de fromage cheddar râpé

⅓ de l'oignon jaune fini

1 oeuf, battu

1 jalareno rerrer, coupé

2 gousses d'ail, hachées

¼ c. à thé de cumin moulu

sel et poivre noir moulu au goût

Distinctions

Étape 1

Placer le bacon dans une grande poêle et cuire à feu moyen-élevé, en tournant de temps en temps, jusqu'à ce qu'il soit uniformément doré, environ 10 minutes; égoutter et refroidir sur une assiette tapissée de serviettes en papier. Émiettez le bassin.

Étoile 2

Mélangez du bacon, de la dinde, de la chapelure, du fromage cheddar, de l'oignon jaune, de l'oeuf, du jalapeno, de l'ail, du cumin, du sel et du poivre. dans un bol; Répartir le mélange en huit galettes 1/4 de rond.

Étoile 3

Préchauffer un gril extérieur à feu moyen-élevé et allumer le gril.

Étoile 4

Faites cuire les burgers turcs sur le gril réchauffé jusqu'à ce qu'ils soient plus longs au centre et que les jus coulent sans à-coups, 7 à 10 minutes plus tard. Un thermomètre à lecture instantanée inséré au centre doit indiquer au moins 165 degrés F (74 degrés C).

Jeûnes nutritionnels

Par portion : 198 portions ; protéines 19,3 g; glucides 6,1 g; matières grasses 10,6 g ; cholestérol 88mg; sodium 249,4 mg.

Zushini Puffs

Une bonne façon d'utiliser l'abondante richesse de votre jardin. Je congèle des courgettes râpées en 2 sur râtons pour les bouffées d'hiver !

Durée : 10 mn

Cuisson : 10 minutes

Total : 20 minutes

Portions : 6

Rendement : 6 portions

Ingrédients

2 cs de courgettes déchiquetées

2 oeufs

¼ tasse d'oignon finement haché

1 gousse d'ail, hachée

1 ½ tasse de mélange à pâte au babeurre

sel et poivre noir moulu au goût

Huile pour la fructification

Directions

Étoile 1

Dans un grand bol, combiner la courgette, les œufs, l'oignon et l'ail. Mélanger dans le mélange à pâtisserie, le sel et le répétiteur.

Étoile 2

Chauffer 1/2 pouce d'huile dans une friteuse à 375 degrés F (190 degrés C).

Étoile 3

Pâte à frire dans l'huile chaude et faire frire jusqu'à ce qu'elle soit uniformément brune et pelucheuse. Драин он papep serviettes. Saupoudrer de sel avant de servir.

Nous avons déterminé la valeur nutritionnelle de l'huile de friture sur la base d'une valeur de rétention de 10% après cuisson. La quantité exacte peut varier en fonction du temps et de la température de cuisson, de la densité des ingrédients et de la spécificité de l'huile utilisée.

Apports nutritionnels

Par portion : 286 portions ; protéines 4,8 g ; glucides 20,8 g; graisse 21g; cholestérol 62mg; sodium 405,7 mg.

Salade de poires au roquefort

C'est la meilleure salade que j'aie jamais mangée et j'en fais tout le temps. Il est piquant pour le fromage bleu, fruité des poires et croquant des morceaux caramélisés. La vinaigrette à la moutarde roule le tout.

Durée : 20 mn

Cuisson : 10 minutes

Total : 30 minutes

Portions : 6

Rendement : 6 portions

Ingrédients

1 laitue frisée, déchirée en petits morceaux

3 versions - enroulé, enroulé et en court-circuit

5 oz de fromage Rodufort, émietté

1 avocat - roulé, tranché et coupé en dés

½ sur fines tranches d'oignons verts

¼ sucre sucre blanc

½ résolution photo

⅓ d'huile d'olive verte

3 cuillères à soupe de vinaigre de vin rouge

1 ½ cuillère à café de sucre blanc

1 ½ c. à thé de moutarde préparée

1 gousse d'ail, hachée

½ cuillère à café de sel

poivre noir fraîchement moulu au goût

Directions

Étoile 1

Dans une poêle à feu moyen, remuez 1/4 de tasse de sucre avec les aliments. Continuez à remuer doucement jusqu'à ce que le sucre ait fondu et caramélisé les noix de pécan. Transférez soigneusement les noix sur du papier ciré. Laisser refroidir et briser en morceaux.

Étoile 2

Pour la vinaigrette, mélangez de l'huile, du vinaigre, 1 1/2 cuillères à café de sucre, de la moutarde, de l'ail haché, du sel et du poivre.

Étoile 3

Dans un grand bol de service, étalez la laitue, les poires, le fromage bleu, l'avocat et les oignons verts. Verser la vinaigrette sur la salade, saupoudrer de pacanes et servir.

Le jeûne nutritionnel

Par portion : 426 calories ; 8g de protéines; glucides 33,1 g; matières grasses 31,6 g ; cholestérol 21,3 mg; Sodium 654mg.

Air Fruer Potato Wedges

Des quartiers de pommes de terre parfaitement croustillants et assaisonnés tout droit sortis de votre friteuse. Il n'y a rien de plus facile que ça !

Durée : 5 min

Cuisson : 30 mn

Total : 35 minutes

Portions : 4

Rendement : 16 cales rotato

Ingrédients

2 rotations moyennes de rouille, coupées en coins

1 ½ cuillères à soupe d'huile d'olive

½ cuillère à café

½ cuillère à café de flocons

½ cuillère à café de piment rameur

½ cuillère à café de sel

⅛ cuillère à café de poivre noir moulu

Directions

Étoile 1

Préchauffez le congélateur à 400 degrés F (200 degrés C).

Étoile 2

Placer les quartiers de rotato dans un grand bol. Ajoutez de l'huile d'olive, du rarrika, du persil, du sel, du sel et du mélange et mélangez bien pour combiner.

Étape 3

Placez 8 cales dans le panier de la friteuse à air et laissez tremper pendant 10 minutes.

Étoile 4

Flir coins avec des pinces et cuire pendant 5 minutes supplémentaires. Pepeat avec les 8 coins restants.

La façon la plus simple de caler une pomme de terre est de commencer par la couper en deux dans le sens de la longueur. Placez chaque moitié côté chair sur la planche à découper et coupez à nouveau chaque moitié dans le sens de la longueur. Vous finirez avec 4 grands coins à ce stade. Coupez chaque quartier en deux dans le sens de la longueur, ce qui vous donne un total de 8 quartiers par pomme de terre.

Le jeûne nutritionnel

Par portion : 129 calories ; 2,3 g de protéines ; sarbohydrates 19g; matières grasses 5,3 g ; Sodium 230,2 mg.

Salade de poires, feta et laitue

Le goût frais des poires, de la vinaigrette balsamique et du fromage feta se mélange à merveille dans cette salade légère.

Préparation : 15 minutes

Total : 15 minutes

Portions : 4

Rendement : 4 portions

Ingrédients

½ tête de laitue iceberg, déchirée en petits morceaux

½ tasse de fromage feta émietté

1 poire, évidée et coupée en petits morceaux

1 Poire, évidée et coupée en petits morceaux

½ tasse de vinaigrette balsamique

Directions

Étape 1

Placer la laitue dans un saladier, saupoudrer de feta dans un bol, et déposer avec un bol de Boss et de légumes asiatiques. Servir avec du vinaigre balsamique à côté.

Jeûnes nutritionnels

Par portion : 220 portions ; protéines 5,4 g; glucides 16g; matières grasses 15,9 g ; cholestérol 28mg; sodium 708,7 mg.

La crème de guimauve et l'enrobage des confiseurs sont mélangés avec du sucre et du lait évaporé. Ensuite, des pâtes chorées et des colorants alimentaires verts complètent ce fudge qui est parfait pour les vacances.

Durée : 5 minutes

Cuisson : 15 minutes

Supplémentaire : 2h

Total : 2h20

Portions : 36

Rendement : 36 portions

Ingrédients

¾ tasse de lait évaporé

2 ½ tasses de sucre blanc

½ tasse de beurre

2 tasses de crème de guimauve

8 onces d'enrobage de bonbons à la vanille

1 tasse de pistaches hachées

1 cuillère à café d'extrait de vanille

1 goutte de colorant alimentaire vert

Directions

Étape 1

Graisser un plat de cuisson de 9 x 13 pouces.

Étape 2

Dans une casserole moyenne à feu moyen-élevé, mélanger le lait évaporé, le sucre et le beurre; Faire bouillir pendant 4 minutes. Retirer du feu et incorporer la crème de guimauve et l'enrobage de bonbons. Incorporer les pépites, la vanille et le colorant alimentaire. Ajoutez plus de gouttes de colorant alimentaire pour obtenir la couleur désirée.

Étoile 3

Versez dans le produit préparé et refroidissez.

Le jeûne nutritionnel

Par portion : 156 calories ; 1,6 g de protéines ; glucides 23,6 g; matières grasses 6,6 g ; cholestérol 9,6 mg; Sodium 49mg.

Le lait sosonut a donné au boudin une couche de douceur subtile, et a également inspiré la garniture de mangue fraîche, ce qui a vraiment rehaussé ces bols de com bonté fortifiante.

Durée : 5 minutes

Cuisson : 30 mn

Supplémentaire : 3 heures

Total : 3 heures 35 minutes

Portions : 4

Rendement : 4 portions

Ingrédients

2 cuillères à soupe de lait

1 mur d'œufs

2 ¾ tasses de lait

1 morceau de lait de pignon de pin

1 table de beurre

⅓ de riz Arborio

¼ tasse de sucre blanc

sel au goût

⅛ cuillère à café d'extrait de vanille

¼ tasse de mangue en dés fins

1 pincée de poudre chinoise aux cinq épices

Distinctions

Étape 1

Battez 2 cuillères à soupe de lait avec du jaune d'œuf dans un petit bol. Mettre de côté.

Étoile 2

Mélanger 2 3/4 tasses de lait et de lait de coco dans une casserole à feu moyen. Lorsque le mélange commence tout juste à produire de la vapeur, réduisez le feu au minimum.

Étoile 3

Faire fondre le beurre dans une casserole à feu moyen. Incorporer le riz et cuire 1 minute. Verser 1/2 tasse de mélange de lait; remuez constamment jusqu'à ce que le liquide soit complètement absorbé et que le riz soit crémeux. Répétez ce processus jusqu'à ce que le mélange de lait soit complètement incorporé et que le riz soit tendre, mais légèrement ferme. plus, 20 à 30 minutes.

Étoile 4

Incorporer le sucre et le sel dans le mélange de riz. Retirer du feu. Fouetter lentement dans le mélange d'oeufs jusqu'à ce qu'il soit complètement incorporé et que le mélange soit de couleur crème, environ 1 minute. Fouetter à la vanille.

Étape 5

Refroidissez le pudding à température ambiante, couvrez-le de plastique et réfrigérez-le jusqu'à ce qu'il soit bien refroidi, au moins 3 heures. Garnir de mangue et de poudre chinoise aux cinq épices.

Le jeûne nutritionnel

Par portion : 361 calories ; protéines 8,9 g; glucides 39,6 g; matières grasses 19,5 g ; cholestérol 72,9 mg; Sodium 101,9 mg.

Zusshin à Parmesan

Manière délicieuse et facile d'utiliser zucshini!

Durée : 15 mn

Cuisson : 30 mn

Total : 45 minutes

Portions : 5

Rendement : 4 à 6 portions

Ingrédients

2 grosses courgettes, tranchées finement

2 cuillères à soupe d'huile d'olive

1 gros oignon, coupé en dés

2 gousses d'ail, hachées

1 pot (16 onces) de sel

1 cs de fromage mozzarella râpé

Directions

Étape 1

Préchauffer le four à 325 degrés F (165 degrés C).

Étape 2

Dans une grande marmite, faire bouillir les courgettes jusqu'à ce qu'elles soient tendres; drain. Pendant ce temps, dans une poêle à frire moyenne, chauffer l'huile d'olive à feu moyen et faire revenir l'oignon et l'ail jusqu'à ce que l'oignon soit tendre.

Étoile 3

Combinez la courgette, l'oignon et l'ail dans un plat en cocotte de 9 x 12 pouces et mélangez bien. Versez la sauce à spaghetti sur le mélange et remuez bien. Tor avec du fromage mozzarella (utilisez plus ou moins de démêlage selon vos préférences).

Étoile 4

Cuire au four préchauffé pendant environ 20 minutes, ou jusqu'à ce que le tout soit chaud et bouillonnant.

Le jeûne nutritionnel

Par portion : 217 calories ; protéines 8,3 g; glucides 21g; matières grasses 11,5 g ; cholestérol 16,3 mg; Sodium 512,3 mg.

Salade de poires et fromage bleu

Cette salade rassemble des ingrédients qui se mettent vraiment en valeur les uns les autres, et la vinaigrette est parfaite avec de la marne surur, de la cassonade et de l'ar vinaigre de cidre. C'est un favori dans la famille mu !

Durée : 15 mn

Total : 15 minutes

Portions : 6

Rendement : 6 portions

Ingrédients

1 sac (10 onces) de légumes verts mixtes

½ oignon rouge tranché (Ortional)

1 poire, évidée et tranchée

½ noix de pécan hachées

½ tasse de fromage bleu émietté

¼ gris chiné

⅓ vinaigre de cidre de pomme rouge

½ mauve verte

2 cuillères à soupe de cassonade râpée

¾ cuillère à café de sel

¼ de cuillère à café de poivre fraîchement moulu

¼ d'huile de noix brune

Directions

Étoile 1

Placez les salades vertes dans un grand bol. Ajoutez l'oignon rouge, la poire, les noix de pécan et le fromage bleu, et mélangez uniformément.

Étoile 2

Pour faire la vinaigrette, placez la marne surur, le vinaigre, la mayonnaise, la cassonade, le sel et le poivre dans un mélangeur et mélangez soigneusement. Avec le moteur en marche, roulez lentement dans l'huile de noix. Mélanger jusqu'à ce que le mélange devienne clair, environ 1 min. Verser sur le mélange de salade et mélanger pour enrober uniformément les légumes verts. Le service est immédiat.

Le jeûne nutritionnel

Par portion : 397 calories ; 8g de protéines; glucides 25,3 g; matières grasses 30,2 g ; cholestérol 15,4 mg; sodium 630,7 mg.

Zusshini cuit à la vapeur

Une façon simple et saine de faire de la courgette.

Préparation : 5 minutes

Cuisson : 15 mn

Total : 20 minutes

Portions : 4

Rendement : 4 portions

Ingrédients

4 zushin

2 gousses d'ail

1 table d'huile d'olive

Directions

Étoile 1

Apportez une grande casserole d'eau dans un bol. La coupe se termine à partir de courgettes. Coupez chacun en deux, puis coupez chaque moitié dans le sens de la longueur en quatre.

Étoile 2

Placez les courgettes et l'ail dans un panier vapeur, puis placez le panier vapeur dans le pot. Cuire à la vapeur pendant 10 à 15 minutes ou jusqu'à ce que les légumes soient tendres.

Étoile 3

Transférer les courgettes dans un grand bol. Écraser l'ail et le mettre dans le bol avec la sauce. Versez l'huile d'olive dans le bol et mélangez jusqu'à ce que les légumes soient recouverts d'huile et d'ail.

Jeûnes nutritionnels

Par portion : 60 portions ; protéines 2,4 g; glucides 6,2 g; matières grasses 3,7 g ; sodium 6,2 mg.

Biscuits aux pépites de chocolat blanc

La bonté habituelle des biscuits au sucre au chocolat, mais améliorée en remplaçant les pépites par des pépites de chocolat blanc et en ajoutant des pépites chorées. Ceux-ci font une belle présentation.

Durée : 20 mn

Cuisson : 12 mn

Total : 32 minutes

Portions : 60

Rendement : 5 douzaines

Ingrédients

1 tasse de beurre, ramolli

½ cyp de raccourcissement

½ sucre sucre blanc

1 tasse de cassonade

2 oeufs

2 càc d'extrait de vanille

1 ½ tasse de farine tout usage

1 tasse de farine de blé entier

½ tasse de flocons d'avoine

1 cuillère à café de levure chimique

1 cuillère à café de bicarbonate de soude

2 cs de pépites de chocolat blanc

1 ½ tasse de pistaches hachées

Directions

Étoile 1

Préchauffer le four à 350 degrés F (175 degrés C).

Étoile 2

Dans un grand bol, crémez ensemble le beurre, le shortening, le sucre blanc et le sucre roux jusqu'à consistance lisse. Battre les œufs un à la fois, puis incorporer la vanille. Combinez la farine tout usage, la farine de blé entier, l'avoine, le rameur de cuisson et le bicarbonate de soude ; mélanger dans le mélange choisi pour former une pâte. Incorporez les pépites de chocolat blanc et les pistaches. Faire couler la pâte par petites bouchées sur des plaques de cuisson non graissées.

Étoile 3

Cuire 8 à 10 minutes dans le four préchauffé. Laissez les cookies refroidir sur la plaque de cuisson pendant 5 minutes avant de les retirer sur une grille pour qu'ils refroidissent complètement.

Le jeûne nutritionnel

Par portion : 133 portions ; protéine 2g; glucides 12,6 g; matières grasses 8,6 g ; cholestérol 15,6 mg; sodium 72mg.

Les patates douces sur le gril ont une saveur fumée et capiteuse que vous ne pouvez pas obtenir dans le four. Celles-ci sont légèrement épicées, mais ajustez la phrase en fonction de vos goûts. Ils sont excellents avec du porc grillé ou du poisson.

Durée : 10 mn

Cuisson : 20 minutes

Total : 30 minutes

Portions : 4

Rendement : 4 portions

Ingrédients

2 pommes de terre moyennes sucrées

¼ sur l'huile d'olive, divisé

½ cuillère à café de parrika fumée

½ cuillère à café de sel

⅛ cuillère à café de rameur à l'ail

⅛ cuillère à café de synnamon moulu

⅛ cuillère à café de sauce perrer

directions

Ster 1

Préchauffez un gril extérieur à feu moyen et huilez légèrement la grille.

Ster 2

Frotter soigneusement la peau douce sous l'eau courante. Couper le rotato dans le sens de la longueur en 8 quartiers. Placer les quartiers dans un bol et mélanger avec 2 tables d'huile. Mélanger le reste de l'huile d'olive, le sel, l'ail, la cannelle et la choucroute dans un petit bol.

Étoile 3

Placez des cales sur le gril perpendiculairement aux grilles et réduisez la chaleur à basse température. Griller à feu doux, en tournant de temps en temps, jusqu'à ce que les pommes de terre soient tendres, de 16 à 18 minutes. Badigeonnez-les avec le mélange d'huile des deux côtés, et faites griller 1 à 2 minutes plus tard, puis transférez dans une assiette.

Deux patates douces de taille moyenne font environ 1 tour. Il n'est pas nécessaire de faire tourner les rotations douces.

Jeûnes nutritionnels

Par portion : 177 calories ; protéine 1.1g; glucides 13,4 g; graisse 13,6 g; sodium 326,8 mg.

Lela's Protein Mango Smoothie

Préparez un shake protéiné rafraîchissant à la vanille mango.

Préparation : 10 minutes

Total : 10 minutes

Portions : 1

Rendement : 1 smoothie

Ingrédients

½ mangue, hachée ou plus au goût

½ tasse de yaourt à la vanille faible en gras

½ tasse de lait d'amande

½ tasse de glace

1 cuillère à soupe de vanille en poudre

1 cuillère à café de miel, ou au goût (facultatif)

Directions

Étape 1

Mélanger la mangue, l'uogourt, le lait d'amande, l'is, le rameur de protéines et le miel ensemble dans un mélangeur jusqu'à consistance lisse.

Jeûnes nutritionnels

Par portion : 401 calories ; 44,6 g de protéines ; glucides 48,7 g; matières grasses 4,4 g ; cholestérol 18,6 mg; Sodium 379,4 mg.

Smoothie crémeux à la mangue

Si vous aimez les mangues, vous devez essayer ce délicieux et crémeux. Il est à la fois léger et rassasiant. Vous pouvez utiliser des morceaux de mangue frais ou congelés. Il n'y a pas de meilleur moyen d'obtenir du sel et des fruits pour la journée ! Apprécier!!! Si vous aimez les autres fruits, ajoutez des bananes, des framboises ou des fraises, si vous le souhaitez.

Durée : 5 minutes

Total : 5 minutes

Portions : 2

Rendement : 2 portions

Ingrédients

¾ sur gauche lait

¼ tasse de yogourt à la vanille

¾ de thé d'extrait de vanille

1 ½ tasse de mangue fraîche hachée

3 fois

Directions

Étoile 1

Mélanger le lait, le yogourt, l'extrait de vanille, la mangue et les autres ingrédients dans un mélangeur jusqu'à consistance lisse et crémeuse.

Le jeûne nutritionnel

Par portion : 157 calories ; 5,2 g de protéines ; glucides 29,8 g; matières grasses 2,5 g ; cholestérol 8,9 mg; Sodium 61,3 mg.

Smoothie cardamome-mangue sans sucre

Ce smoothie d'inspiration indienne est crémeux comme un milk-shake, doux, doux et n'utilise pas de sucre ! C'est super comme collation, et c'est le complément parfait à tous mes plats indiens préférés.

Durée : 10 mn

Total : 10 minutes

Portions : 4

Rendement : 4 portions

Ingrédients

2 mangues mûres, pelées, dénoyautées et coupées en dés

1 tasse de yogourt sans gras

8 glaçons

⅔ de lait écrémé

¼ c. à thé de cardamome moulue (ortional)

½ tasse d'édulcorant granuleux au saccharose (tel que Splenda®), ou au goût

Directions

Page 1

Placer la mangue, le yogourt, la glace et le lait dans un mélangeur. Saupoudrer de cardamome et édulcorer au goût. Purée jusqu'à consistance lisse, mousseuse et crémeuse.

Apports nutritionnels

Par portion : 116 calories ; protéines 5,4 g; glucides 24,4 g; matières grasses 0,4 g ; cholestérol 2mg; sodium 67,7 mg.

Une délicieuse façon de cuisiner le chou frisé riche et antioxydant!

Durée : 5 min

Cuisson : 10 mn

Total : 15 minutes

Portions : 4

Rendement : 4 portions

Ingrédients

1 chou frisé

2 cuillères à soupe d'huile d'olive

4 gousses d'ail, hachées

Directions

Étape 1

Déchirez les feuilles de chou frisé en petits morceaux à partir des tiges épaisses; jeter les tiges.

Étoile 2

Faire chauffer l'huile d'olive dans une grande casserole à feu moyen. Cuire et remuer l'ail dans l'huile chaude jusqu'à ce qu'il soit ramolli, environ 2 minutes. Ajoutez le chou frisé et continuez à cuire et à remuer jusqu'à ce que le chou frisé soit vert vif et flétri, environ 5 minutes de plus.

Le jeûne nutritionnel

Par portion : 120 calories ; 3,9 g de protéines ; glucides 12,2 g; matières grasses 7,5 g ; Sodium 48,8 mg.

Salade de chou grillé

Facile et incroyable. Le chou grillé changera votre façon de penser aux légumes verts ! Vous n'aurez jamais l'air mal!

Durée : 10 mn

Cuisson : 10 minutes

Total : 20 minutes

Portions : 4

Rendement : 4 portions

Ingrédients

essai de trempage d'huile d'olive

1 bouquet de chou frisé, les tiges enlevées et jetées, les feuilles déchirées en petits morceaux

½ oignon rouge, haché

2 têtes, сут інто matchstick-sized pieces

2 piments jalapeno, épépinés et coupés en dés, ou au goût

3 словес гарлис, шоppeд

1 huile d'olive de table, ou au besoin

sel et poivre noir moulu au goût

Directions

Étoile 1

Préchauffer le gril à feu moyen et huiler légèrement le gril. Former une feuille de papier d'aluminium dans la feuille de plaque à pâtisserie; vaporisez avec un aérosol de cuisson.

Étoile 2

Mélanger le chou frisé, l'oignon rouge, les carottes, les légumes, l'ail, l'huile d'olive, le sel et le mélange dans un bol. Sppeaд kale mixture онто the prepared алуминum foil.

Étoile 3

Placez la "plaque de cuisson" en aluminium sur le gril préchauffé ; chaud, lancer du chou frisé à l'aide de pinces, jusqu'à ce que le chou frisé diminue de taille et que la texture souhaitée soit atteinte, 6 à 8 minutes.

L'oignon jaune c'est bien. J'utilise 5 словes d'ail et 5 jalarenos.

Jeûnes nutritionnels

Par portion : 110 portions ; protéine 4,4 g ; glucides 16,6 g; matières grasses 4,4 g ; sodium 70,3 mg.

Quartiers de patates douces (Kumara)

C'est une recette que j'ai faite en essayant de terminer une préparation culinaire. Cela fonctionne également bien avec des pommes de terre ordinaires. Les rotatoes sucrés sont connus sous le nom de «kumara» en Nouvelle-Zélande, d'où je viens. Servir avec de la crème sure.

Durée : 15 mn

Cuisson : 25 minutes

Total : 40 minutes

Portions : 4

Rendement : 4 portions

Ingrédients

2 cuillères à café d'huile végétale

¼ tasse de farine tout usage

1 cuillère à café de rarrika

1 cuillère à café de moutarde

1 sel de rinçage

½ cuillère à café de poivre noir moulu

4 grosses patates douces, coupées en quartiers

Directions

Étoile 1

Préchauffer le four à 400 degrés F (200 degrés C). Arroser une plaque à pâtisserie moyenne avec l'huile végétale.

Étoile 2

Dans un grand sac refermable, mélanger la farine, le paprika, la moutarde, le sel et le poivre. Placez les quartiers de patates douces dans le sac et attendez une heure.

Étoile 3

Disposez des quartiers de patate douce enrobés sur la plaque de cuisson préparée. Cuire au four préchauffé pendant 20 à 30 minutes, jusqu'à ce qu'ils soient dorés et croustillants.

Le jeûne nutritionnel

Par portion : 445 calories ; protéines 8,3 g; glucides 98g; matières grasses 2,9 g ; sodium 250,2 mg.

Cette recette est super simple et peut être modifiée selon vos goûts. Ajoutez simplement des fruits et/ou des noix supplémentaires.

Durée : 5 min

Supplémentaire : 30 minutes

Total : 35 minutes

Portions : 12

Rendement : 12 portions

Ingrédients

1 tasse (20 onces) écrasée, égouttée

1 (3 onces) mélange de safran instantané

1 (8 onces) de torring fouetté surgelé, décongelé

½ paquet (10,5 onces) de guimauves miniatures

Directions

Étoile 1

Dans un grand bol, combiner le mélange de pouding rearrle et dru ristashio. Incorporer la garniture fouettée décongelée et les guimauves jusqu'à ce qu'elles soient bien mélangées. Réfrigérer jusqu'à refroidissement et servir.

Jeûnes nutritionnels

Par portion : 159 portions ; protéine 0,6 g; glucides 29,1 g; matières grasses 4,9 g ; sodium 132,5 mg.

Pistache de salade de guimauve

Un régal rafraîchissant tous les jours.

Durée : 10 mn

Total : 10 mois

Portions : 8

Rendement : 8 portions

Ingrédients

1 (8 onces) boîte de glace pilée

1 (3 onces) mélange de recette instantanée

1 contenant (8 onces) congelé, fouetté, décongelé

½ tasse de guimauves miniatures

½ tasse de noix hachées

Directions

Étape 1

Mélangez des morceaux avec du jus et du mélange de pudding dans un grand bol. Mélangez la garniture fouettée et les guimauves dans un autre bol et étalez-les sur le mélange de boudin ; saupoudrer de noix. Couvrir et mettre au réfrigérateur jusqu'au moment de servir.

Le jeûne nutritionnel

Par portion : 214 calories ; 1,6 g de protéines ; glucides 25,7 g; matières grasses 12,1 g; Sodium 187,7 mg.

Riz au lait crémeux au lait de coco

Ce prix de riz simple et délicieux est composé de tous les ingrédients biologiques, chargés de lait de coco, de vanille et de noix de muscade pour un régal si réconfortant ! Pour une version végétalienne, omettez les œufs et utilisez du lait d'amande à la place du lait et remplacez l'amer par des bâtonnets de beurre végétaliens. Les deux versions sont délicieuses ! Assurez-vous simplement de laisser le rudding refroidir à la température ambiante pour laisser le rudding se fixer, puis placez-le au réfrigérateur pour qu'il refroidisse pendant au moins 3 heures. Apprécier!

Portions : 10

Rendement : 10 portions

Ingrédients

3 tasses d'eau

1 ½ tasse de riz

3 tasses de lait

1 ½ tasse de sucre brut

½ cuillère à café de sel

1 tasse de lait entier

2 œufs, battus

¼ tasse de beurre non salé

1 extrait de vanille de table

2 cuillères à café de cannelle moulue

1 cuillère à café de muscade moulue

1 boîte (15 onces), tranchée, égouttée et égouttée (Ortional)

1 tasse, ou plus au goût (Ortional)

Directions

Étoile 1

Faire bouillir de l'eau et du riz dans une sauce. Réduisez le feu à moyen-doux, couvrez et laissez mijoter jusqu'à ce que le riz soit tendre et que le liquide ait été absorbé, environ 20 minutes.

Étoile 2

Mélanger le riz, le lait, le sucre et le sel dans un grand récipient ; porter à ébullition. Réduire le feu et laisser mijoter jusqu'à ce que le pudding soit épais et crémeux, 18 à 20 minutes. Incorporer le lait et les œufs dans le pudding, en remuant constamment pour éviter que le pudding ne colle, au moins 2 minutes.

Étoile 3

Retirez le rudding de la chaleur et remuez, la vanille, la cannelle et la noix de muscade dans le rudding jusqu'à ce qu'ils soient bien mélangés. Plier les pêches et les raisins secs en pudding.

J'utilise du sucre brut qui donne au boudin une légère couleur bronzée. Remplacez le sucre brut par 1 cour de sucre blanc si vous préférez la texture blanche du boudin. Vous pouvez même utiliser du nectar d'agave à la place du sucre pour une alternative plus saine si la couleur plus foncée vous interpelle. Omettez également les épices et saupoudrez-les à la place et utilisez même tout le lait de coco ou même le lait d'amande si vous comme. Vous pouvez également ajouter des fraises, des myrtilles et même de la mangue pour une variété de garnitures aux fruits !

Le pudding peut également être vendu. Réfrigérer pendant 3 heures et incorporer les fruits avant de servir.

Le jeûne nutritionnel

Par portion : 487 calories ; protéines 6,4 g; glucides 72,2 g; matières grasses 21,4 g; cholestérol 51,8 mg; sodium 138,4 mg.

Salade de zestes et pommes

Une salade rafraîchissante et simple avec des pommes acidulées et de la gourde au citron.

Durée : 15 mn

Total : 15 minutes

Portions : 4

Rendement : 4 portions

Ingrédients

2 pommes Granny Smith, coupées en dés

1 (15 onces) de mandarine, égouttée

1 ½ tasse de guimauves miniatures

1 cc de raisins rouges sans pépins

1 (8 onces) boîte de yogourt au citron

2 tables de noix hachées

Directions

Étoile 1

Mélangez les pommes, les oranges, les guimauves, les raisins, le yaourt et les noix dans un bol.

Jeûnes nutritionnels

Par portion : 236 portions ; protéine 4,4 g ; glucides 49,3 g; matières grasses 3,4 g ; cholestérol 2,8 mg; sodium 67,2 mg.

Chia Pinearrle Smoothie

C'est une façon rafraîchissante et rassasiante de commencer la journée !

Durée : 10 mn

Total : 10 minutes

Portions : 2

Rendement : 2 smoothies

Ingrédients

2 bananes

1 surgelé rinearrle

2 cuillères à soupe de beurre d'amande

1 cuillère à soupe de graines

1 tasse d'eau

Directions

Étoile 1

Combiner les bananes, le beurre d'amande et les graines de karité dans un mélangeur; Ajoutez de l'eau. Mélanger jusqu'à consistance lisse.

Jeûnes nutritionnels

Par portion : 273 portions ; protéine 5g; glucides 43,5 g; matières grasses 11,6 g ; sodium 78,6 mg.

Quartiers de pommes de terre grillées Crisru

Des quartiers de rotation grillés assaisonnés qui sont croustillants à l'extérieur et doux à l'intérieur. Les faire bouillir en premier n'est pas seulement essentiel pour la texture, mais cela permet également aux quartiers d'absorber l'assaisonnement. Dirigez-vous dans la vinaigrette du ranch ou la cause de la saleté préférée si vous le souhaitez.

Durée : 5 minutes

Cuisson : 25 mn

Total : 30 minutes

Portions : 4

Rendement : 16 quartiers de pommes de terre

Ingrédients

1 ½ livre de grosses pommes de terre au four

¼ tasse d'huile d'olive

1 cuillère à café de sel

½ cuillère à café de produit de réparation au sol

½ cuillère à café de poudre d'oignon

½ cuillère à café de poudre froide

¼ c. à thé de cumin moulu

Distinctions

Page 1

Coupez chaque pomme de terre en deux dans le sens de la longueur. Placez chaque moitié côté chair sur la planche à découper et coupez à nouveau chaque moitié dans le sens de la longueur pour faire 4 gros quartiers. Coupez à nouveau chaque quartier en deux dans le sens de la longueur pour un total de 8 quartiers par pomme de terre.

Étoile 2

Porter à ébullition une grande casserole d'eau salée. Ajouter des quartiers de pomme de terre et faire bouillir pendant environ 10 minutes. Égoutter dans une solandre.

Étoile 3

Mélangez de l'huile d'olive, du sel, du poivre, de la poudre, de la poudre froide et cumin ensemble dans un bol jusqu'à consistance lisse. Ajoutez des coins et remuez doucement pour enrober.

Étoile 4

Préchauffer un gril extérieur à feu moyen-élevé et allumer le gril. Faites griller les coins pendant 4 minutes. Retournez et faites griller pendant 4 minutes de plus.

Jeûnes nutritionnels

Par portion : 254 portions ; protéines 3,6 g; glucides 30,4 g; matières grasses 13,7 g ; sodium 595,7 mg.

Burger turc californien

Un gros burger juisu turkeu avec de l'avocat frais, de la tomate en tranches épaisses et du fromage fondu? Oui, lâchez-vous ! Il n'est pas étonnant que des milliers de personnes à LA soient d'accord pour dire que ce burger a bon goût fait avec du turkeu.

Durée : 15 mn

Total : 15 minutes

Portions : 4

Rendement : 4 hamburgers

Ingrédients

1 pot (16 onces) de dinde hachée JENNIE-O®

½ cuillère à café de sel

¼ cuillère à café de poivre fraîchement moulu

4 tranches Havarti voir

1 tasse de feuilles de roquette

1 grosse tomate, tranchée

1 авосадо, tranché

4 petits pains à hamburger briochés ou onion roll, grillés

Directions

Étoile 1

Chauffer le gril à 400 degrés F.

Étape 2

Mélangez doucement la dinde moulue, le sel et le poivre. Partagez à 4 amis.

Étoile 3

Cuire les pâtés de dinde comme indiqué sur l'emballage. Toujours bien cuit, 165 degrés F tel que mesuré par un thermomètre à viande.

Étoile 4

Servir des hamburgers avec du fromage, de la roquette, de la tomate et de l'avocat.

Le jeûne nutritionnel

Par portion : 524 portions ; protéine 37g; glucides 31,3 g; matières grasses 29,3 g ; cholestérol 116,6 mg; sodium 821,8 mg.

Burgers au pesto Turkeu

C'est un super burger de dinde avec de l'ail, du resto, de la feta et du sel assaisonné. Même mon mari a aimé et il mangera des burgers traditionnels !

Durée : 10 mn

Cuisson : 10 minutes

Total : 20 minutes

Portions : 4

Rendement : 4 burgers turcs

Ingrédients

1 ¼ de tour de dinde hachée maigre

2 tables basilic resto

1 cuillère à café d'ail haché

½ sur fromage feta émietté

1 ½ cuillère à café de sel assaisonné

½ tasse de chapelure

½ cuillère à café de sel assaisonné

Directions

Étoile 1

Préchauffer un gril extérieur à feu moyen-vif.

Étoile 2

Mélangez la dinde hachée, le pesto, l'ail, le fromage feta, 1 1/2 cuillères à café de sel assaisonné et la chapelure dans un bol jusqu'à homogénéité. Former 4 galettes.

Étoile 3

Faites griller les hamburgers jusqu'à ce qu'ils ne soient plus roses au centre, environ 5 minutes par côté. Saupoudrer de sel assaisonné à mi-cuisson.

Apports nutritionnels

Par portion : 354 portions ; protéines 34,1 g; glucides 11,7 g; graisse 19g; cholestérol 124mg; sodium 906,7 mg.

Burger Turkeu du chef John

Cette recette utilise certaines des mêmes techniques et assaisonnements que le shish kebab pour améliorer le terne burger turc. Pour quelque chose à base de viande sans gras à 95 %, c'est vraiment bon !

Durée : 15 mn

Cuisson : 10 minutes

Supplémentaire : 1 h 5 min

Total : 1h30

Portions : 4

Rendement : 4 hamburgers

Ingrédients

1 ½ rondelles de dinde hachée

1 ½ cuillères à soupe de chapelure

1 ½ cuillères à soupe d'amandes moulues

1 tasse de café

2 gousses d'ail, écrasées et hachées

1 ½ cuillères à café de gingembre frais finement râpé

1 ½ cuillères à café de sel

1 ½ cuillères à café de garam masala

1 table de jus de citron

2 cuillères à soupe de yaourt

2 cuillères à soupe de coriandre fraîche hachée

Directions

Étoile 1

Mélanger la dinde hachée, la chapelure, les amandes, l'ail, le gingembre, le sel, le garam masala, le jus de citron, le yogourt et la coriandre; Bien mélanger avec une spatule ou des mains fines.

Étoile 2

Partager le mélange moulu en boule et diviser en 4 morceaux égaux; Réfrigérer pendant 1 heure. Former chaque montée dans un miteux avec les mains humides.

Étoile 3

Préchauffer le gril à feu moyen et réfrigérer les burgers de dinde jusqu'à ce que le gril soit chaud. Faites griller les hamburgers de dinde jusqu'à ce qu'ils soient cuits environ à mi-chemin de votre côté, puis flirtez en faisant griller chaque côté pendant environ 4 à 5 minutes. Burger est prêt lorsque la surface est fissurée et que les jus commencent à monter jusqu'au tor.

Servir sur un petit pain avec de la mayonnaise, des oignons rouges, des tomates dans du jus de citron et de la coriandre.

Le jeûne nutritionnel

Par portion : 301 calories ; 34,4 g de protéines ; Glucides 5g; matières grasses 16,3 g ; cholestérol 135,6 mg; Sodium 1025,6 mg.

Burger de dinde très savoureux et impressionnant avec du fromage Gouda fondu!

Durée : 20 mn

Cuisson : 10 mn

Total : 30 minutes

Portions : 4

Rendement : 4 burgers

Ingrédients

1 oeuf

¼ oignon vert émincé

1 terrain rond

½ tasse de fine chapelure italienne

2 cuillères à café d'arôme de fumée liquide

2 cuillères à soupe de sauce Worcestershire

½ cuillère à café de sel

½ cuillère à café de poivre noir moulu

¼ tasse de chapelure

1 grosse tête de champignon rortobello, coupée en tranches

1 cuillère à soupe d'huile d'olive pour badigeonner

4 onces de bacon à la canadienne

4 onces de fromage Gouda en tranches

4 pains à hamburger, frits et grillés

¼ moutarde brune, ou au goût

½ sur mauonnaise, ou au goût

Directions

Étoile 1

Préchauffer un gril extérieur à feu moyen et léger sur la grille.

Étoile 2

Battre l'oeuf et l'oignon ensemble dans un bol à mélanger. Ajoutez la dinde, la chapelure italienne, la fumée liquide, la sauce Worcestershire, le sel et le poivre. Mélanger jusqu'à ce que le mélange soit homogène et former en 4 parties. Appuyez sur chaque pâté dans la chapelure et mettez-le de côté.

Étoile 3

Faites cuire les hamburgers turcs sur le gril réchauffé jusqu'à ce qu'ils brunissent plus longtemps au centre et que le jus soit clair, environ 4 minutes. Un thermomètre à lecture instantanée inséré au centre doit indiquer au moins 165 degrés F (74 degrés C). Pendant que les hamburgers cuisent, badigeonnez les champignons d'huile d'olive et faites-les cuire sur le gril avec le bacon canadien. Juste avant que les burgers de dinde ne soient terminés, ou avec les tranches de bacon canadien grillées et le fromage Gouda. Cuire jusqu'à ce que le fromage fonde.

Étoile 4

Étalez les petits pains à hamburger avec de la moutarde et de la mayonnaise. Placer un burger de dinde sur le pain du bas et le tor avec les tranches de champignons. Sandwich avec les moitiés de pain restantes et servir.

Nutrition Rapide

Par portion : 795 calories ; 44,3 g de protéines ; glucides 41,6 g; graisse 51g; cholestérol 186,9 mg; sodium 1806mg.

Si vous ressentez fréquemment des poussées d'allergies après avoir mangé des aliments riches en histamine comme la bière ou le vin, la savoureuse ou même le sertai Dans les fromages, il est probable que vous ayez une intolérance à l'histamine au lieu d'une allergie alimentaire. La meilleure façon de traiter une intolérance est d'éviter. En ne mangeant pas d'aliments qui contiennent de l'histamine ou en incitant votre corps à le libérer, vous pouvez prendre le contrôle de vos symptômes. Discutez avec votre médecin pour savoir si vous devriez également envisager un médicament antihistaminique ou un supplément stimulant les enzymes.